DOCTEUR JOSEPH THOMAS

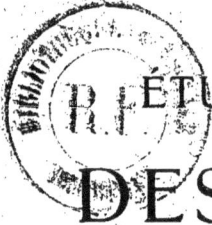

ÉTUDE COMPARATIVE

DES ACTIVITÉS

AMYLOLYTIQUE,
STÉAPTASIQUE ET PROTÉOLYTIQUE

DES

Extraits de Tissus normaux,
de Tumeurs bénignes et de Tumeurs malignes.

Communication au IIe Congrès International
pour l'Étude du Cancer

PARIS, 1-5 OCTOBRE 1910

CHATEAU-THIERRY

IMPRIMERIE MODERNE

H. BOUCHARDEAU, DIRECTEUR

—

1910

DOCTEUR JOSEPH THOMAS

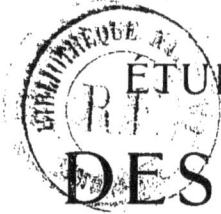

ÉTUDE COMPARATIVE
DES ACTIVITÉS

AMYLOLYTIQUE,
STÉAPTASIQUE ET PROTÉOLYTIQUE

DES

Extraits de Tissus normaux,
de Tumeurs bénignes et de Tumeurs malignes.

Communication au IIe Congrès International
pour l'Étude du Cancer

PARIS, 1-5 OCTOBRE 1910

CHATEAU-THIERRY

IMPRIMERIE MODERNE

H. BOUCHARDEAU, DIRECTEUR

1910

J'ai entrepris une série d'expériences dans le but de rechercher s'il existait, au point de vue de leur teneur en ferments, des différences essentielles entre les tissus d'organes normaux et ceux des tumeurs bénignes et malignes. Les extraits des uns et autres ont été préparés, de façon identique, par dessication rapide de l'organe, dans le vide sulfurique, à très basse température. Les organes sont, aussitôt après leur ablation, débarrassés de toutes les substances étrangères (graisse, tendons, aponévroses, etc.) à l'aide d'instruments stérilisés. Ils sont ensuite passés, à plusieurs reprises, dans de l'eau distillée, bouillie et refroidie, pour enlever toute trace de sang, puis broyés et pulpés dans l'appareil de Latapie. Les pulpes sont enfin étendues en couches très minces sur des plaques de verre et desséchées dans le vide sulfurique.

I. — *Pouvoir amylolytique*

J'ai opéré successivement avec 0 gr. 10, 0 gr. 50, 1 gramme d'extrait.

a) *Opération avec 0 gr. 10*

Dans des matras de 125 centimètres cubes, on pèse 0 gr. 10 de chaque extrait : on ajoute environ 5 centimètres cubes d'eau, pour délayer, puis, exactement, 100 grammes d'amidon à 6 p. 100. On porte à l'étuve à 45° pendant six heures. En observant la rapidité avec laquelle s'effectue la fluidification, on constate que les extraits de pancréas, d'intestin, de thyroïde, de cerveau, présentent une fluidification presque immédiate.

Après quatre heures de séjour à l'étuve, l'empois d'amidon

est déjà fluidifié par la grande majorité des extraits à l'exception des extraits de cancer, de poumon, de thymus.

Après six heures, les résultats sont identiques.

Les différents matras ont été ensuite portés, pendant vingt minutes, dans une étuve à 120° pour tuer la diastase. On complète exactement dans un ballon jaugé à 100 cent. cubes et on fait, sans filtrer, les dosages de glucose à la liqueur de Fehling. Je n'ai pu faire la filtration, comme pour les autres essais avec 0 gr. 50 et 1 gramme, car il restait trop d'amidon en suspension, à cette dilution. Du reste, l'erreur en résultant est très faible et certainement inférieure à 1/50. Elle est d'autant moins importante que le but proposé était de faire surtout des opérations comparatives.

La liqueur de Fehling utilisée, exactement dosée au moyen de glucose anhydre, a été titrée de façon à ce que 1 centimètre cube = 0,00475 de glucose anhydre.

Les résultats obtenus ont été les suivants :

EXTRAITS	Lecture de la burette pour réduction de 10 c3 de liqueur de Fehling.	Calcul en glucose correspondant à 0 gr. 10 d'extrait.	RÉSULTATS
Pancréas.......	2 c3 1	2 gr. 64	Fluidification immédiate
Thyroïde.......	27.5	0.172	id.
Intestin........	2.8	1.71	id.
Cerveau........	5.3	0.99	id.
Foie..........	3.1	1.20	Fluidification très rapide
Mamelle	5.6	0.848	rapide
Rein..........	24.9	0.191	assez rapide (mal délayé)
Placenta	4.5	1.05	après 1 heure
Rate..........	56	0.084 (traces)	après 2 heures (mal délayé)
Muscle........	45.6	0.104 (traces)	après 3 heures
Ovaire........	6.8	0.698	id.
Testicule.......	2.8	1.69	id.
Bile..........	38.2	0.124	id. (lente)
Estomac	8.6	0.552	id.
Hypophyse.....	41.2	0.115 (traces)	id.
Sang..........	20.8	0.228	très lente (5 heures envir.)
Poumon	17.5	0.27	semi-fluide
Thymus........	32.4	0.143	id.
Fibrome utérin..	53.5	0.088 (traces)	id.
Cancer du sein..	ne réduit pas la liqueur de Fehling		non liquéfié après 6 heures

En expérimentant avec l'extrait d'intestin, auquel on ajoute 2 p. 100 de phénol, la lecture de la burette pour réduction de 10 cent. cubes de liqueur de Fehling, donne 2 cent. cubes 9, au lieu de 2 cent. cubes 8, et le chiffre de glucose correspondant à 0 gr. 10 d'extrait est de 1 gr. 69, au lieu de 1 gr. 71. L'erreur est donc inférieure aux erreurs de lecture, et, par suite, négligeable.

b) Opération avec 0 gr. 50 d'extrait

Même mode opératoire qu'avec 0 gr. 10. Seulement, ici, les dilutions sont faites à 250 cent. cubes (on en a tenu compte dans le calcul) et on ne fait agir sur la liqueur de Fehling que la solution filtrée.

Les observations concernant la fluidification sont les mêmes avec 0 gr. 50 qu'avec 0 gr. 10.

Les dosages à la liqueur de Fehling ont fourni les chiffres suivants :

EXTRAITS	Lecture de la burette pour réduction de 10 c3 de liqueur de Fehling. (Dilution à 1/250.)	Calcul en glucose correspondant à 0 gr. 50 d'extrait.	OBSERVATIONS
Pancréas........	4 c3 5	2 gr. 63	
Foie...........	5.1	2.32	
Estomac.......	5.3	2.24	
Placenta.......	5.7	2.06	
Intestin........	5.9	2.01	
Ovaire........	6.4	1.85	
Mamelle.......	6.8	1.72	
Hypophyse.....	11 4	1.04	
Cerveau.......	11.9	0.99	
Poumon.......	13.1	0.906	mal délayé
Thyroïde.......	14.6	0.813	
Thymus........	19.9	0.64	id.
Rein..........	18.8	0.632	id.
Fibrome utérin..	21.9	0.542	difficile à filtrer
Bile...........	24	0.49	
Sang..........	31.7	0.374	
Rate..........	34.2	0.347	mal délayé
Muscle........	»	traces de glucose	impossible à filtrer
Cancer du sein..	ne réduit pas		id.

c) Opérations avec 1 gramme d'extrait

EXTRAITS	Lecture de la burette pour réduction de 10 c3 de liqueur de Fehling. (Dilution à 1/250.)	Calcul en glucose anhydre pour 1 gramme
Foie............	4 c3 7	2 gr. 58
Pancréas.........	5.3	2.32
Placenta.........	5.6	2.12
Mamelle.........	5.7	2.08
Thyroïde.........	5.8	2 04
Intestin..........	6	1.97
Ovaire...........	6.5	1.82
Estomac.........	6.5	1.82
Cerveau..........	7.6	1.56
Hypophyse.......	8.5	1.42
Poumon.........	9.5	1.25 (mal délayé)
Testicule.........	8.1	1.21
Rein.............	10.4	1.14 (mal délayé)
Rate.............	10.6	1.12 id.
Thymus..........	11.3	1.04 id.
Fibrome utérin....	12	0.98
Bile.............	22.1	0.58
Sang.............	22.6	0.525
Muscle..........	»	Traces impossibles à filtrer
Cancer du sein....	ne réduit pas	Dépôt mal délayé et impossible à filtrer

Remarques

J'ai cherché également si, avec 1 gramme d'extrait, il n'y avait pas eu formation de maltose. Les recherches ont principalement porté sur l'extrait gastrique, qui fournit 1 gr. 82 de sucre réductible, c'est-à-dire 6 c. 3,5 de solution, pour 10 cent. cubes de liqueur de Fehling, à la dilution de 1/250. Or, en hydrolysant par H^2Cl et en titrant à nouveau, on trouve 6 cent. cub. 4 ; il n'y a donc pas eu formation de maltose.

L'extrait pancréatique paraît donner sensiblement la même quantité de glucose, pour 0 gr. 10, 0 gr. 50 et 1 gramme d'extrait.

Les extraits d'ovaire et de cerveau donnent également une même quantité de glucose avec 0 gr. 50 et 1 gramme.

Les autres extraits paraissent suivre une courbe ascendante, mais il y a rarement proportionnalité.

Inversement, l'extrait de testicule donne 1 gr. 69 de glucose pour 0 gr. 10 d'extrait et 1 gr. 18, pour 0 gr. 50 d'extrait.

L'extrait de muscle ne donne que des traces de glucose aux différentes doses essayées : la liqueur, même après dilution à 1/250, est impossible à filtrer.

L'extrait de cancer paraît être dépourvu de toute activité amylolytique : à n'importe quelle dose, en effet, il ne réduit la liqueur de Fehling.

II. — *Activité stéaptasique*

La solution utilisée est la suivante :

Solution de monobutyrine à 1 p. 100. 20 cent. cubes
Extrait. . . . . 0 gr. 20.

On laisse 25 minutes en contact à 30° : on filtre et on prélève 10 cent. cubes de liqueur filtrée. L'acidité est titrée avec une solution décinormale de soude (4 gr. de Na OH par litre).

On opère en présence d'un témoin (solution de monobutyrine, sans extrait) qu'on laisse également 25 minutes à 30°. On évalue l'acidité en acide butyrique ($C^4 H^8 O^2$).

EXTRAITS	Lecture du nombre de c. c. de soude décinormale.	Différences avec le témoin. Quantités réelles de soude décinormale.	Quantité d'acidité évaluée en $C^4 H^8 O^2$ sur 10 cc.
Estomac	3.5	1.7	0.0149
Pancréas	3.1	1.3	0.01144
Ovaire	2.5	0.7	0.00616
Foie	2.4	0.6	0.00528
Placenta	2.4	0.6	0.00528
Intestin	2.3	0.5	0.00440
Cerveau	2.3	0.5	0.00440
Thymus	2.2	0.4	0.00362
Fibrome utérin	2.2	0.4	0.00362
Muscle	2.2	0.4	0.00362
Mamelle	2.1	0.3	0.00264
Testicule	2.1	0.3	0.00264
Bile	2.1	0.3	0.00264
Poumon	2	0.2	0.00176
Témoin	1.8		
Rein	1.8	0	0
Cancer du sein	1.8	0	0
Sang	1.8	0	0
Hypophyse	1.8	0	0

La quantité d'acide butyrique formée par 10^{c3} est, d'une façon générale, assez faible, à l'exception de l'extrait pancréatique et de l'extrait gastrique. Les extraits de cancer, de sang, d'hypophyse, de rate, de rein, de thyroïde, sont totalement dépourvus de pouvoir stéaptasique.

III. — *Activité protéolytique*

On utilise successivement la fibrine sèche, la caséine, le gluten sec.

a) Fibrine sèche

On met en présence :

Fibrine sèche . . .	5 grammes
Extrait	0 gr. 10
Eau distillée . . .	80 grammes.

On met à digérer six heures à 45° : on filtre : on prélève 10^{c3} pour faire le dosage de l'extrait sec et on examine la déviation polarimètrique. Les solutions sont difficiles à examiner, car elles sont fluorescentes : on doit les clarifier à la pâte à papier.

Le tube du polarimètre a 2 décimètres. Connaissant la déviation $_\rho$, la quantité d'extrait dissoute dans le volume V, il suffira donc, pour connaître approximativement $_\alpha$d, d'appliquer la formule :

$$\alpha d = \frac{\rho V}{lP}$$

La valeur de $_\alpha$d ainsi obtenue sera très approximative, en premier lieu, par suite de la difficulté de la lecture, car les solutions filtrées sont presque toutes fluorescentes (on peut évaluer pour $_\alpha$d, l'erreur de lecture, à 1/30 environ) : en second lieu, il n'est pas démontré que l'extrait soit uniquement formé d'albumoses et de peptones : il peut y avoir en dissolution du ferment, formation d'une petite quantité de glucose par action de l'amylase sur les matières amylacées ou autres de l'extrait. Toutefois, il faut reconnaître que ceci n'a qu'une importance relative, étant donné qu'il est surtout question ici d'expériences *comparatives*.

On peut résumer les différentes lectures dans le tableau suivant :

EXTRAITS	Lectures Polarimètriques	Poids d'extrait sec dans 10 c3 de liqueur.	Calcul pour αd.
Pancréas........	— 4o2	0 gr. 46	— 36o5
Foie...........	— 0.95	0.14	— 31
Testicule.......	impossible à lire : fluorescent	0.097	?
Rein..........	id.	0.067	?
Thyroïde......	— 0.6	0.05	— 60
Estomac......	— 0.35	0.039	— 45
Placenta	— 0.3	0.036	— 40.5
Rate..........	— 0.3	0.0345	— 43.5
Rein..........	— 0.25	0.033	— 39
Muscle........	— 0.25	0.032	— 40
Sang.........	— 0.35	0.03	— 58
Hypophyse.. ...	impossible à lire : trop fluorescent	0.03	?
Cerveau.......	— 0.35	0.028	— 62
Bile..........	impossible à lire : trop fluorescent	0.027	?
Mamelle	id.	0.026	?
Intestin	— 0.6	0.026	— 60
Fibrome utérin..	— 0.3	0.025	— 60
Poumon	— 0.2	0.0235	— 45
Thymus.......	— 0.2	0.015	— 66
Cancer........	0	0.005	

On voit donc que, seul, l'extrait pancréatique donne une déviation polarimètrique accentuée, ainsi qu'un extrait de 0 gr. 46. La valeur de αd calculée semblerait démontrer que la peptonification a été totale. De tous les autres tissus, c'est le tissu cancéreux qui donne l'extrait sec le plus faible.

b) Caséine

En répétant avec la caséine les mêmes opérations qu'avec la fibrine, on constate que les déviations sont légèrement plus accentuées et les poids d'extraits secs supérieurs.

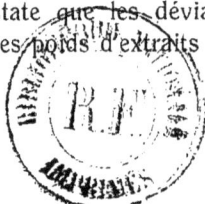

EXTRAITS	Lecture polarimétrique	Poids d'extrait sec dans 10 ᵒ³ de liqueur	Calcul pour α d.
Pancréas.........	— 2ᵒ8	0.234	— 53ᵒ5
Estomac..........	— 1.5	0.121	— 61.5
Testicule.........	— 0.95	0.099	— 47.5
Intestin..........	0.9	• 0.069	— 64
Ovaire...........	— 0.85	0.068	— 62.5
Placenta	— 0.85	0.067	— 63.5
Thyroïde.........	— 0.85	0.0645	— 65
Foie.............	— 0.7	0.062	— 56.4
Sang.............	— 0.7	0.06	— 58.3
Hypophyse........	— 0.7	0.06	— 58
Rate.............	— 0.45	0.0595	— 39
Muscle...........	— 0.55	0.059	— 46.5
Poumon	— 0.8	0.059	— 67
Rein.............	— 0.7	0.057	— 61
Mamelle.........	— 0.5	0.057	— 44.5
Cerveau..........	— 0.7	0.053	— 60
Bile.............	— 0.6	0.048	— 62
Thymus..........	— 0.7	0.0465	— 65
Fibrome utérin.....	— 0.6	0.045	— 66.5
Cancer du sein.....	— 0.5	0.04	— 62.5

Remarques

L'extrait gastrique paraît agir plus activement sur la caséine que sur la fibrine, tandis que l'extrait hépatique semble avoir plus d'affinité pour la fibrine que pour la caséine, avec laquelle il donne environ moitié moins d'extrait sec. Quant à l'extrait de cancer, on peut voir, par le tableau précédent, qu'il donne, en présence de la caséine, une certaine déviation et un poids d'extrait relativement plus appréciable qu'en présence de la fibrine : néanmoins, il donne encore le plus faible poids d'extrait sec.

c) Gluten sec

Les examens polarimètriques avec le gluten sont rendus difficiles par suite de l'impossibilité dans laquelle on se trouve d'obtenir, dans certains cas, des solutions limpides, même après agitation avec la pâte à papier.

EXTRAITS	Lecture polarimétrique	Poids d'extrait sec dans 10 cc de solution	Valeur calculé de α d.
Pancréas.........	— 0.9	0.086	— 52º
Testicule.........	— 0.8	0.075	— 53.5
Foie..............	— 0.45	0.074	— 30.5
Placenta	— 0.45	0.068	— 32.5
Intestin..........	— 0.8	0.066	— 60
Estomac.........	— 0.4	0.065	— 30.5
Rein..............	— 0.7	0.058	— 60
Thyroïde.........	— 0.4	0.0565	— 34
Hypophyse.......	— 0.4	0.0560	— 35.5
Mamelle.........	— 0.55	0.0535	— 54
Rate..............	— 0.4	0.0525	— 38
Poumon	impossib. à filtrer	0.0525	?
Bile..............	— 0.6	0.0505	— 59
Sang.............	— 0.4	0.0505	— 35
Cerveau..........	— 0.6	0.047	— 63
Ovaire...........	— 0.3	0.043	— 34.5
Fibrome utérin.....	impossib. à filtrer	0.039	?
Muscle...........	id.	0.035	?
Thymus..........	id.	0.023	?
Cancer...........	id.	0.0175	?

L'extrait pancréatique présente moins d'affinités pour le gluten sec que pour la caséine et la fibrine. Le tissu cancéreux offre toujours la quantité d'extrait sec la plus faible.

Nota : [L'extrait sec est l'extrait à 100º, obtenu par évaporation de la liqueur à l'étuve réglée, pendant 12 heures.]

d) *Essais protéolytiques en présence de H²Cl*

J'ai opéré successivement avec la fibrine humide, le blanc d'œuf frais et le blanc d'œuf cuit.

a) *Fibrine fraîche*

Fibrine fraîche essorée de porc.　10 grammes
Eau distillée . . . . 　60 gr.
H² Cl officinal. . . . . . . 　0 gr. 60
Extrait . . . . 　0 gr. 20

On maintient 6 heures à l'étuve à 45° : on filtre et on additionne d'acide azotique, pour voir si la peptonification est complète. On constate, au bout de ce laps de temps, qu'il existe, dans tous les tubes sans distinction, un trouble abondant indiquant que, dans aucun d'eux, on n'est entièrement arrivé à la phase peptone.

b) Blanc d'œuf frais

Albumine d'œuf frais cru. . 25 grammes
Eau distillée . . . . . . 60 gr.
H² Cl officinal. . . . . . 0 gr. 60
Extrait . . . . 0 gr. 60

Les résultats sont identiques à ceux obtenus avec la fibrine fraîche. L'extrait de cancer donne un précipité aussi abondant que les autres extraits.

c) Blanc d'œuf cuit

Blanc d'œuf cuit. . . . . 10 grammes
H² Cl officinal. . . . . . X gouttes
Eau distillée . . . . . . 100 gr.
Extrait . . . . 0 gr. 20

On maintient à l'étuve à 50° pendant une heure : on filtre 10 cent. cubes qui, par addition d'acide azotique, donnent, avec tous les extraits indistinctement, un louche très léger.

CONCLUSIONS

a) L'étude de l'activité amylolytique nous montre une fluidification presque immédiate de l'empois d'amidon sous l'influence des extraits de pancréas, d'intestin, de thyroïde, de cerveau.

Après 4 heures d'étuve, le contenu des matras est fluidifié, sauf ceux renfermant les extraits de cancer, fibrome, thymus, poumon. Après 6 heures d'étuve, les résultats sont identiques.

Si, pour tuer la diastase, on porte ensuite le matras à l'étuve, à 120°, pendant 20 minutes, et qu'on fasse alors les dosages de glucose à la liqueur de Fehling, on remarque que, quelle que soit la dose d'extrait de cancer utilisée (0 gr. 10, 0 gr. 50 ou 1 gramme) la liqueur de Fehling n'est pas réduite. Les autres extraits, selon la dose, paraissent donner une courbe ascendante, mais il y a rarement proportionnalité.

b) L'*activité stéaptasique*, mesurée par l'action de l'extrait sur une solution de monobutyrine à 1 p. 100, nous montre que, d'une façon générale, la quantité d'acide butyrique formée pour 10 cc. est assez faible, sauf pour l'extrait pancréatique et, semble-t-il aussi, pour l'extrait d'estomac.

c) L'*activité protéolytique* a été recherchée au moyen de la fibrine sèche, la caséine et le gluten sec. Avec la fibrine sèche, on voit que, seul, l'extrait de pancréas donne une déviation polarimètrique accentuée ainsi qu'un extrait de 0 gr. 46. L'extrait de cancer fournit un extrait sec extrêmement faible (0 gr. 005).

Avec la caséine, les déviations sont légèrement plus accentuées et les poids d'extrait sec plus élevés. L'extrait de cancer donne, par exemple, un poids d'extrait sec = 0,04. Mais il donne cependant toujours le plus faible poids d'extrait sec, par rapport aux extraits des autres organes. Il en est de même avec le gluten.

Avec l'albumine d'œuf cru, en présence de l'acide chlorhydrique, le précipité donné par l'extrait de cancer est aussi abondant que celui donné par les extraits d'organes normaux.

⁎⁎⁎

D'une façon générale et dans les conditions de l'expérience, l'extrait de fibrome doit être rangé parmi les extraits à activité faible. Quant à l'extrait de cancer, il paraît dépourvu de toute

activité. Il ne réduit pas, en effet, la liqueur de Fehling, est
sans action sur les solutions de monobutyrine et c'est lui qui
donne, en présence de la fibrine sèche, de la caséine et du
gluten, le plus petit poids d'extrait sec. Il semble donc être
constitué, au point de vue chimique, par du tissu indifférent
et ses propriétés doivent être plutôt considérées comme
négatives.

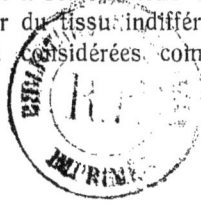

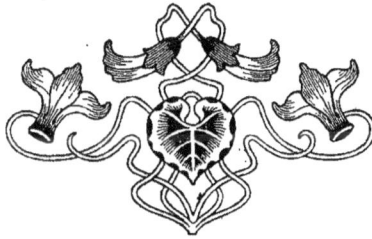

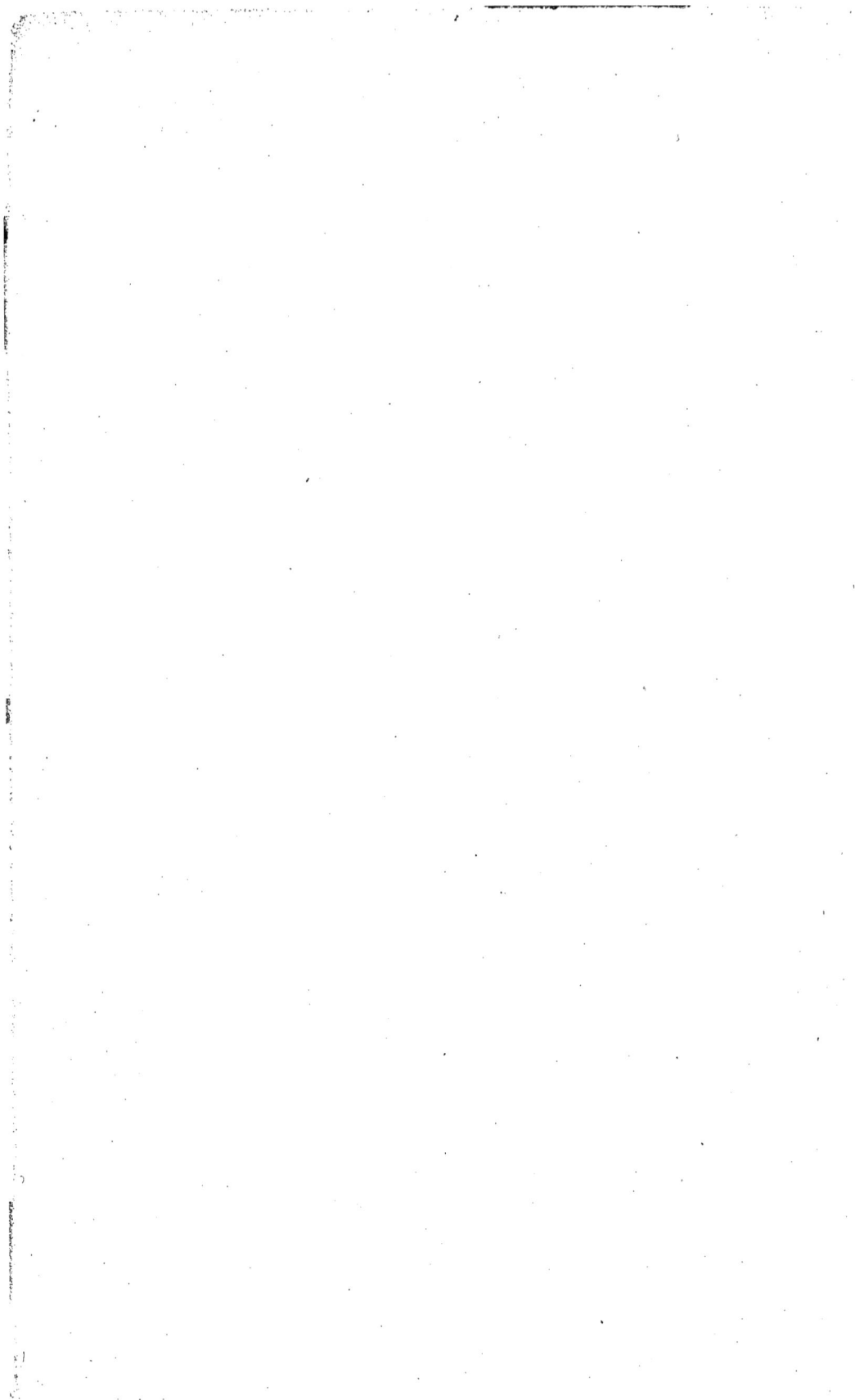

www.ingramcontent.com/pod-product-compliance
Lightning Source LLC
Chambersburg PA
CBHW050416210326
41520CB00020B/6625